Dr A. FAVRE-GILLY
Ancien Externe des Hôpitaux de Lyon.

Du

Syndrome de Weill

chez les Enfants

LYON, IMP. A. REY

DU

SYNDROME DE WEILL

CHEZ LES ENFANTS

DU

SYNDROME DE WEILL

CHEZ LES ENFANTS

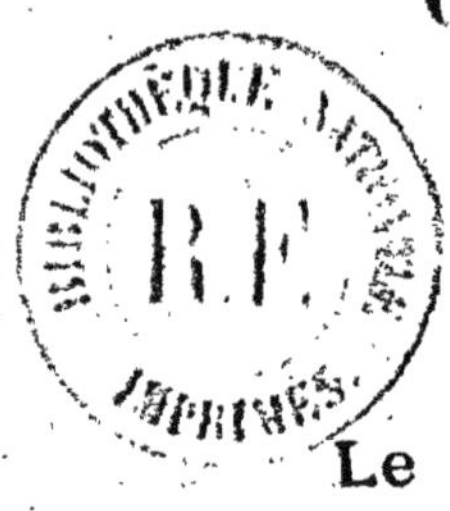

PAR

Le Dr André FAVRE-GILLY

Ancien Externe des Hôpitaux de Lyon.

LYON

A REY, IMPRIMEUR-EDITEUR DE L'UNIVERSITE

4, RUE GENTIL, 4

—

1900

PRÉFACE

Un regard jeté vers le passé, avant d'entrer dans la carrière médicale, me fait trop bien sentir l'inestimable influence de ceux que j'ai eu l'honneur de pouvoir appeler mes maîtres, dans les hôpitaux, pour que je ne tienne pas à leur adresser aujourd'hui un public hommage.

MM. Gangolphe, Cordier, Garel, Weill, m'ont donné pendant que j'étais leur externe des marques de sympathie que je ne saurais oublier. Tous m'ont témoigné la même et flatteuse bienveillance; à tous, je garde la même gratitude. C'est à ne rien perdre de leur préci[illegible]seignement que je me suis appliqué pendant [illegible]s, c'est à en garder l'empreinte et à m'en mo[illegible]agne que je ne cesserai de m'appliquer dans l'avenir.

Pendant ces deux dernières années, j'ai fréquenté surtout le service de M. Weill; j'ai pu, en même temps que je profitais de ses savantes leçons, apprécier sa constante bienveillance. C'est lui qui m'a suggéré l'idée de cette étude pour laquelle il m'a souvent aidé de ses conseils. Je me fais un agréable devoir de lui donner ici l'assurance de mon respectueux attachement et de ma profonde reconnaissance pour l'intérêt qu'il n'a cessé de me témoigner.

M. le professeur Soulier me fait l'honneur d'accepter la présidence de cette thèse, qu'il veuille bien agréer mes remerciements sincères pour cette marque de haute bienveillance.

Il est un nom encore que je tiens à écrire en tête de ce travail, c'est celui du Dr Félix Allard, de Grenoble. J'ai appris, dans de douloureuses circonstances, à connaître en lui le praticien éminent en même temps qu'à aimer l'honneur de cœur : à l'un et à l'autre, je garde dans mon souvenir une place à bon droit impérissable.

AVANT-PROPOS

On sait que, pendant le cours de la tuberculose pulmonaire, il se produit fréquemment, du côté du côté du système nerveux, des troubles variés dont l'ensemble constitue un chapitre important de l'histoire symptomatique de cette affection.

Parmi ces manifestations nerveuses, les unes, dues à une localisation secondaire du processus spécifique ou à des lésions connexes sur les méninges, le cerveau, la moelle, constituent un accident ultime de l'affection pulmonaire. Il en est d'autres dont la pathogénie reste plus obscure, qui se produisent à une phase quelconque de la maladie et qui sont individualisées par ce fait que, dans les cas suivis d'autopsie, elles n'ont pu être rapportées à une lésion quelconque de l'axe cérébro-spinal.

Ces derniers phénomènes intéressent surtout la sensibilité ; ils se rencontrent chez beaucoup de phtisiques, non seulement dans la région thoracique, mais aussi dans des territoires assez éloignés des poumons pour qu'on ne puisse pas invoquer de relations d'innervation ou de circulation.

Ces troubles de la sensibilité chez les tuberculeux

ont été étudiés par Altemaire, qui semblait avoir mis la question au point, lorsque M. le professeur agrégé Weill l'a reprise en 1892-93. L'auteur est arrivé à des conclusions plus précises et plus étendues, dont le mérite, reconnu par les observateurs, vient de recevoir une sanction éloquente.

En effet, M. Jacquet, médecin des hôpitaux de Paris, a inspiré récemment, sur ce point, la thèse de Jannot et a proposé de grouper les faits sous le nom de syndrome de Weill.

C'est ce syndrome que nous nous proposons d'étudier chez les enfants, qui ne sont pas, plus que l'adulte, à l'abri des accidents nerveux.

Avant de décrire les faits, d'en étudier la marche et la valeur, et d'essayer de les interpréter, nous donnerons un court aperçu des phases par lesquelles a passé la question avant d'être ce qu'elle est aujourd'hui. Au cours de notre exposé, nous mettrons souvent à contribution le mémoire de Weill (*Revue de médecine*, 1893) et les travaux qui lui ont été postérieurs, thèses de Calba et de Jannot.

DU

SYNDROME DE WEILL

CHEZ LES ENFANTS

CHAPITRE PREMIER

HISTORIQUE

Parmi les troubles de la sensibilité que peuvent présenter les tuberculeux, les uns sont spontanés, douleurs, crampes, etc., les autres sont latents, ignorés du malade, auquel le hasard seul les révèle parfois; il faut en général les rechercher, les provoquer par l'exploration.

On conçoit que l'attention des observateurs ait été attirée d'abord par les signes subjectifs, dont l'étude remonte à une date fort éloignée.

Arétée signale des douleurs au niveau du cou et de la nuque.

Bourdon (1832), Bassereau et Valleix (1841) étudient les névralgies intercostales des phtisiques; ils mettent en relief la variabilité de leurs caractères, leur fugacité, leurs déplacements.

Beau (1856) décrit les douleurs qui se montrent au

niveau des articulations et auxquelles il donne le nom d'arthralgie, puis, plus tard, de melalgie[1].

Gunsburg (1856), Walshe (1860) décrivent également des douleurs musculaires et des douleurs des membres qui semblent se rapporter à celles signalées par Beau. Vers la même époque, Barbrau insiste sur des douleurs lancinantes au niveau des membres.

Leudet (*Archives de Médecine*, 1864) fait une étude détaillée des divers troubles nerveux périphériques dans la phtisie chronique et dans les maladies à tendance cachectique : « Ces troubles, dit-il, correspondent à une sensation de douleur provoquée par les mouvements spontanés ou imprimés aux membres du malade par l'observateur. » Il cite un point douloureux au niveau de l'apophyse de la troisième ou quatrième vertèbre dorsale (point spinal).

Goyard (1867) signale à son tour le point sternal au niveau de la portion supérieure du sternum.

Perroud, en 1872, reprend la question sur laquelle il publie un mémoire ; il insiste surtout sur les névralgies des tuberculeux. Le premier, il parle d'une douleur musculaire provoquée par la pression ; c'est la myosalgie, qui serait, selon lui, un des phénomènes les plus communément observés. Il parle également d'hyperesthésie cutanée (dermalgie) et d'analgésie en plaques.

Guéneau de Mussy, en 1874, dans son *Traité de clinique*, essaye d'interpréter les troubles nerveux des phtisiques : il les explique par des névrites périphé-

[1] Leçons cliniques sur la phtisie pulmonaire (*Gazette des Hôp.*, 1861).

riques, idée soutenue plus tard par Pitres et Vaillard[1], qui s'appuient sur leurs recherches histologiques.

Hahn (th. de Paris, 1874) attribue ces mêmes troubles au développement de lésions tuberculeuses dans les centres nerveux ou leurs enveloppes.

Rendu[2] dit que, chez presque tous les phtisiques, à une période avancée de la maladie, il est possible de constater un notable degré d'insensibilité tactile, qui s'accompagne parfois de fourmillements comparables à l'onglée.

Peter, en 1877, signale la névralgie sciatique, et rattache les douleurs articulaires à un processus morbide, localisé aux cordons postérieurs de la moelle.

Dans sa thèse, en 1879, Altemaire donne un résumé très complet de la question. Il montre que les diverses manifestations nerveuses, plus fréquentes à la fin de la maladie, peuvent cependant survenir à une période moins avancée, ou dès le début.

Enfin, dans leur monographie de la phtisie pulmonaire, en 1888, Hérard, Cornil et Hanot, exposent toutes les connaissances acquises sur le sujet.

Nous voyons par cet exposé que les auteurs citent seulement des faits épars, sans aucun lien. M. le professeur agrégé Weill[3], le premier, a su grouper ces faits observés au hasard, les rapprocher et les systématiser. Il a montré la tendance hémiplégique des

[1] Les névrites périphériques chez les tuberculeux (*Rev. de méd.* 1886).

[2] *Des Anesthésies spontanées* (thèse d'agrégation 1875).

[3] Des troubles nerveux chez les tuberculeux (*Rev. de méd.*, 1893).

troubles nerveux, leur variabilité, leur mobilité, leur analogie avec l'hystérie. Il a en même temps apporté des faits nouveaux : troubles de la motilité, troubles visuels. Il a individualisé l'hyperesthésie osseuse et articulaire, jusque-là confondue avec la mélalgie et décrite exclusivement sur les membres inférieurs.

Les auteurs qui se sont ensuite occupés de la question n'ont fait que montrer le bien fondé des idées de Veill et s'en inspirer. Nous devons citer la thèse de Galba[1], et celle de Jannot[2], inspirée par M. Jacquet, qui a lui-même publié sur ce point plusieurs observations à la Société médicale des hôpitaux de Paris.

[1] *Troubles moteurs et sensitifs chez les tuberculeux pulmonaires* (th., Lyon, 94).

[2] *Hémi-hyperesthésie neuro-musculaire dans la tuberculose pulmonaire. Syndrome de Weill* (th. Paris, 99).

CHAPITRE II

LE SYNDROME. — ÉLÉMENTS. — SYMPTOMATOLOGIE

M. Weill dit dans la *Revue de Médecine* : « Les divers troubles nerveux que nous avons observés chez les tuberculeux peuvent se résumer en un tableau schématique. Ils sont limités à un côté ou, lorsqu'ils sont diffus, prédominent d'un côté. Ils occupent généralement le tronc, le cou, la racine des membres, mais peuvent s'étendre à tout un côté, se caractérisent par de l'hémihyperesthésie profonde, portant toujours sur les muscles, souvent sur les os et les articulations, des troubles de la sensibilité cutanée (anesthésie, hyperesthésie), homonymes ou alternes avec l'hyperesthésie profonde, un rétrécissement fréquent unilatéral ou bilatéral du champ visuel, des douleurs spontanées, et exceptionnellement par un affaiblissement musculaire, siégeant du côté des troubles de la sensibilité. »

Voilà le syndrome exactement défini, tel du moins qu'il a été vu chez l'adulte ; nous avons retrouvé chez les enfants la plupart de ses éléments dont nous examinerons successivement les caractères.

Nous placerons en première ligne l'hyperesthésie, qui est le fait dominant, autour duquel gravitent les autres phénomènes. C'est elle qui, en général, paraît tout d'abord et prend l'extension la plus rapide. On la trouve le plus souvent au niveau des masses musculaires ; elle peut siéger aussi, en même temps, sur les tendons, les os et les articulations.

1° Hyperesthésie musculaire.

L'hyperesthésie musculaire est fréquente au cours de la tuberculose. Elle existe neuf fois sur dix chez nos malades.

Son extension anatomique est variable : le plus souvent limitée à un côté du corps, elle constitue l'hémi-hyperesthésie. Nous ne voulons pas dire par là que tous les muscles d'un même côté sont atteints, mais seulement que tous les muscles hyperesthésiés sont du même côté.

Si, en effet, l'hyperesthésie envahit parfois toute une moitié du corps, elle peut également n'en occuper qu'une partie. C'est ainsi que dans l'observation V, nous la voyons se produire à gauche dans la région du tronc, puis à droite au niveau des membres.

Il est plus rare de la voir se généraliser à tout le corps, et, dans ce cas, elle est plus intense et plus étendue d'un côté. Les observations IX et X, par exemple, nous le montrent nettement.

Voyons comment on la recherche, et quels sont ses caractères.

L'hyperesthésie musculaire fait partie des troubles nerveux latents : si parfois elle est accompagnée de douleurs spontanées ou d'un fonctionnement douloureux des muscles, qui la font soupçonner, le plus souvent, par contre, elle est complètement ignorée du malade et demande à être recherchée systématiquement.

La chose est aisée d'ailleurs : « Il suffit, dit Weill, de presser légèrement les muscles, de les pincer, pour déterminer une réaction plus ou moins vive. » Comme cette hyperesthésie est le plus souvent limitée à un seul côté, la même manœuvre faite sur les muscles sains la met très nettement en évidence. Une pression égale est sans effet sur ces derniers, alors qu'elle est douloureuse du côté atteint. Ce n'est pas la peau qui est en cause, car on n'obtient aucun résultat, si on ne saisit pas les masses musculaires. Il est des cas cependant, comme nous le verrons plus loin, où la surface cutanée est, elle aussi, hyperesthésiée.

Cette hyperesthésie est variable dans son intensité et dans son étendue. Une pression forte peut être bien supportée par certains malades, alors que d'autres, à propos d'une excitation même légère, témoignent une vive douleur et cherchent à se soustraire à l'examen. Nous en avons un exemple dans l'observation IV : la souffrance était, à l'exploration, intolérable au niveau de certains muscles.

L'hyperesthésie, avons-nous dit, est très souvent limitée à un seul côté du corps ; son développement est subordonné au poumon atteint, elle siège du même côté. Hérard, Cornil et Hanot avaient déjà remarqué ce fait pour les névralgies et les douleurs thoraciques des phtisiques, dans les cas de lésions unilatérales. Nous voyons (II, III, IV) une lésion pulmonaire unilatérale, avec sensibilité exagérée du même côté.

Lorsque les deux poumons sont touchés, l'hyperesthésie peut siéger exclusivement dans la moitié du corps correspondant à l'organe le plus atteint ; si elle tend à se diffuser, elle est généralement plus vive du côté de la lésion la plus avancée.

Dans l'observation I, la lésion est double, mais plus marquée à gauche ; on trouve l'hyperesthésie à gauche seulement.

Trois fois, les deux sommets sont pris, mais le droit plus que le gauche ; chaque fois l'hyperesthésie est plus manifeste à droite.

La malade de l'observation VIII, avait, elle aussi, une lésion double, mais on percevait des signes d'excavation à droite seulement, et cependant l'hyperesthésie se montre d'abord à gauche. L'autopsie a permis de constater aux deux sommets une sclérose ardoisée, creusée de petites cavités beaucoup plus larges à gauche, sans que rien puisse expliquer pourquoi les signes cavitaires n'étaient perçus qu'à droite.

Ce cas rentre donc dans la règle générale, tandis que la dernière malade dont il nous reste à parler (obs. VI) s'en éloigne au contraire. Là, on note des signes d'excavation au sommet droit, l'hyperesthésie se développe à droite puis disparaît bientôt. Peu de temps après, et alors que l'on perçoit à gauche des signes d'induration seulement, l'hyperesthésie paraît de ce côté, s'étend de plus en plus et persiste jusqu'à la fin. L'autopsie a montré, à gauche, une infiltration de granulations plus jeunes et une congestion intense de la base.

Il semble donc qu'une lésion superficielle récente

peut prendre le pas sur une lésion ulcéreuse ancienne, quant à la production et à la localisation des phénomènes nerveux.

L'hyperesthésie présente quelques sièges de prédilection, et tous les muscles ne paraissent pas avoir à son endroit une égale susceptibilité. Nous citerons parmi ceux qui sont le plus souvent atteints, le grand pectoral, le sterno-mastoïdien, le trapèze, le grand dorsal, les scalènes, les muscles de la nuque, ceux de l'épaule, du bras, de la cuisse, de la paroi antéro-latérale de l'abdomen.

Le type le plus observé répond à l'hyperesthésie des muscles du tronc, du cou et de la racine des membres. Quatre fois, cependant, nous voyons la sensibilité exagérée aussi au niveau des extrémités (IV, V, VI et IX), une fois à la face (V). — Nous lisons dans le mémoire de Weill que, chez l'adulte, la jambe, le pied, l'avant-bras et la main sont indemnes le plus souvent. Jannot dit n'avoir jamais vu le pied et la main hyperesthésiés. L'exagération de la sensibilité semblerait donc avoir, chez l'enfant, plus de tendance à s'étendre sur une grande surface.

Deux fois seulement on a pu chercher l'hyperexcitabilité électrique signalée par Weill au niveau des muscles hyperesthésiés ; les deux fois (obs. IX et X) elle a été trouvée très nettement : un courant sans aucun effet du côté sain a fait contracter les muscles atteints. Nous voyons, dans l'observation X, qu'une légère hyperexcitabilité a persisté après la disparition complète de l'hyperesthésie.

2° Hyperesthésie osseuse et articulaire.

L'hyperesthésie ne se limite pas toujours aux masses musculaires ; tous les tissus profonds (os, articulations, tendons et ligaments) peuvent y participer.

Il ne faut pas confondre avec les névralgies et arthralgies, ces douleurs que détermine la pression profonde. Si, en effet, elles coïncident quelquefois avec des douleurs spontanées dans la même région, elles peuvent exister indépendamment de ces dernières.

Elles nous semblent liées à l'hyperesthésie musculaire qui, la première en date, leur ouvre la voie ; elles existent du même côté. Leurs caractères généraux permettent aussi d'établir un rapprochement : comme l'hyperesthésie musculaire, l'hyperesthésie profonde est le plus souvent unilatérale, elle s'étend peu à peu, elle est susceptible de varier. Elle a des zones où elle se montre de préférence ; elle est plus fréquente au niveau des membres, près des racines : humérus, fémur, articulations de la hanche et de l'épaule.

Son siège de prédilection serait l'extrémité inférieure du fémur, au-dessus du genou. Beau avait signalé déjà un point douloureux à ce niveau, dans les faits qu'il groupait sous le nom de mélalgie : « Examinez un phtisique à la dernière période, il est bien rare que, par la pression, vous ne déterminiez pas, au-dessus du genou, une douleur extrêmement vive. »

Nous ne l'avons jamais trouvée, comme Perroud et Leudet, au niveau des apophyses épineuses de la colonne dorsale ; nous notons, par contre (obs. III), une douleur vive à la pression sur les apophyses cervicales transverses du côté de l'hyperesthésie musculaire.

Il faut, sans doute, rattacher à cette hyperesthésie profonde, le point sternal de Goyard, et le point spinal de Perroud.

Les tendons sont sensibles surtout vers leurs points d'attache.

Pour provoquer la douleur, « il suffit, dit Weill, de serrer les os entre les doigts, d'appuyer sur l'interligne articulaire, ou d'imprimer à la jointure des mouvements de torsion légers, qui ne produisent aucune réaction douloureuse du côté sain ».

Nous avons trouvé cette hyperesthésie profonde, plus ou moins développée, chez la plupart de nos malades. Chez celle de l'observation VIII, nous ne relevons que des points douloureux au niveau du sternum et du rachis, à gauche ; chez celle de l'observation IV, au contraire, le tableau est complet : toutes les articulations, du côté droit, sont douloureuses à la pression et non aux mouvements communiqués. Le pied et la main ne sont pas épargnés. Tous les os sont sensibles également, même les vertèbres, le crâne et le sternum, dans le côté droit.

Nous avons vu que, superposée à l'hyperesthésie musculaire, et paraissant la compléter, l'hyperesthésie profonde siège du même côté ; elle est donc, elle aussi, subordonnée dans son développement au poumon atteint.

Avant de terminer l'étude des troubles de la sensibilité profonde, disons que, selon MM. Jacquet et

Jannot, il existe aussi une hémihyperesthésie des cordons nerveux, qui, ajoutée à celle des muscles, constitue ce qu'ils appellent l'hémihyperesthésie neuro-musculaire.

D'après ces auteurs, en dehors des névralgies et des douleurs spontanées fréquentes chez les tuberculeux, les cordons nerveux seraient douloureux à l'exploration, comme les masses musculaires. C'est aussi de l'hyperesthésie latente, ne se manifestant par aucun signe objectif, et qu'il faut provoquer directement par la pression, ou en essayant de « faire vibrer » les nerfs comme des cordes de violon.

Ce phénomène se produirait plus volontiers en certains points : au niveau des cordons nerveux du bras, sur le trajet du crural et du sciatique, à la face aux points d'émergence du trijumeau.

Chez les enfants examinés par M. Weill, il n'a pas été possible de faire une différence entre la sensibilité au niveau de l'émergence des nerfs ou sur leur trajet et les régions voisines. Dans un cas même (obs. X), les racines du plexus brachial sont manifestement moins douloureuses que les parties latérales de la colonne vertébrale, le paquet vasculo-nerveux du bras l'est moins que le biceps.

3° Sensibilité cutanée et état des muqueuses.

Aux divers troubles que nous venons de décrire on voit fréquemment se superposer des modifications de la sensibilité cutanée qui, selon Weill, « accompagnent les formes intenses, étendues, unilatérales ou bilatérales de l'hyperesthésie profonde ». Elles constituent, elles aussi, un phénomène objectif, et doivent être recherchées. « Il faut interroger la peau comme les parties profondes. » La sensibilité est augmentée ou diminuée.

Six fois, nous avons rencontré l'hyperesthésie. La sensibilité est alors exagérée dans tous ses modes (contact, douleur, température, électricité) à des degrés divers suivant les sujets; mais, d'une façon générale, le patient supporte mal l'exploration faite avec la pointe d'une épingle, le contact d'un métal froid ou chaud, un courant de faible intensité. Au thorax, la palpation et la percussion sont rendues douloureuses, mais l'hyperesthésie cutanée ne se révèle pas à l'occasion de la toux et de la respiration, comme peut le faire l'hyperesthésie profonde.

Dans le cas le plus intense (obs. IV) le simple contact était presque douloureux, et le pincement arrachait des cris à la malade.

L'étendue de cette hyperesthésie cutanée est variable ; limitée d'habitude à un côté du corps, elle peut occuper ce côté tout entier (II, IV, VI), ou se produire seulement au niveau d'un segment donné, comme le tronc, les membres ou la face (V).

Elle s'est toujours montrée, chez nos malades, du même côté que l'hyperesthésie profonde et, en général, orsque celle-ci a acquis déjà un certain développement.

Dans les observations II et VIII, cependant, elle est signalée en première ligne.

L'anesthésie est plus rare, nous la relevons deux fois seulement. Chez la malade de l'observation VII, elle était étendue à toute la surface du corps ; la piqûre, même profonde, ne provoquait aucune douleur. Il n'y avait pas d'hyperesthérie profonde.

Das l'observation III, la sensibilité est diminuée au niveau du côté droit seulement, alors que du côté gauche on trouve de l'hyperesthésie profonde.

Chez l'adulte, selon Calba, l'anesthésie cutanée serait plus fréquente que l'hyperesthésie, ne se généraliserait jamais, et occuperait rarement tout un côté du corps. Les cas que nous citons sont donc, sur ce point, en désaccord avec les siens.

Chez nos deux malades, la sensibilité au tact et à la température est conservée ; la sensibilité à la douleur, seule, est diminuée ou abolie.

On a signalé, chez le même malade, des associations diverses de ces troubles de la sensibilité cutanée. C'est ainsi qu'on a vu d'un côté de l'anesthésie, alors que sur l'autre moitié du corps, la peau était hyperesthésiée. Letulle a observé, sur le même côté, de l'hyperesthésie au niveau de la paroi thoracique et de l'anesthésie sur les membres. Nous n'avons rien trouvé d'analogue. L'hyperesthésie, en effet, est seulement profonde dans le cas où la peau est moins sensible du côté opposé.

Etat des muqueuses. — Weill, le premier, a observé la participation des muqueuses accessibles à l'exploration aux troubles de la sensibilité cutanée, et cela selon différents modes, comme on va le voir.

Chez la malade de l'observation II, les muqueuses sont hyperesthésiées à droite comme les téguments ; chez celle de l'observation VI, au contraire, les sensibilités conjonctivale, linguale et buccale sont diminuées à gauche, alors que du même côté la peau est plus sensible.

Dans l'observation VII, l'anesthésie existe aussi bien sur les muqueuses que sur la surface cutanée.

Weill, le premier également, a attiré l'attention sur un symptôme qui accompagne souvent, chez l'adulte, les troubles profonds et superficiels de la sensibilité, c'est le rétrécissement concentrique, simple ou double, du champ visuel.

Chez tous les enfants examinés, le champ visuel était normal, et cela même dans les cas de troubles sensitifs cutanés, avec lesquels le rétrécissement se montrerait de préférence chez l'adulte.

4° La sensibilité réflexe.

L'état des réflexes, enfin, dernier terme de nos recherches, a été étudié chez plusieurs de nos malades. Pas plus dans ces cas que dans ceux observés par Weill chez l'adulte, il ne nous semble qu'on puisse attacher une grande valeur à leurs modifications.

A. — *Réflexe rotulien.* — Le réflexe rotulien n'a jamais été trouvé absolument normal. Il est exagéré, diminué ou aboli du côté des troubles de la sensibilité, quelquefois des deux côtés.

D'après ses observations, Weill incline à penser qu'il est plutôt diminué dans les cas d'anesthésie cutanée, normal ou exagéré dans les cas d'hyperesthésie. Nous le voyons, au contraire, manifestement augmenté dans l'observation VII, avant même l'apparition des troubles de la sensibilité qui ont consisté en une anesthésie cutanée étendue à tout le corps. Chez cette malade, il y avait d'ailleurs une excitabilité réflexe générale évidente.

Lorsqu'il s'agit d'hyperesthésie superficielle ou profonde, nous le trouvons une fois aboli (I), quatre fois exagéré (III, V, VI, VIII), et trois fois diminué seulement (II, IX, X).

L'état du réflexe peut varier d'un moment à un autre, et ses modifications, considérées dans leurs rapports avec les troubles de la sensibilité, ne présentent rien d'absolu. Si, en effet, il s'exagère parfois lorsque l'hyperesthésie tend à se généraliser (obs. V), nous le voyons, par contre (obs. VIII), revenir à son degré normal, après exagération préalable, et cela alors que l'hyperesthésie s'étend de plus en plus.

B. — Réflexe pharyngien. — Au point de vue de l'état du système nerveux, le réflexe pharyngien a moins de valeur que le précédent.

En effet, Weill, dans une discussion à la Société des Sciences médicales de Lyon *(Lyon médical*, 1888), puis le professeur Mossé, de Toulouse, dans une communication au dernier Congrès de l'Association française de l'avancement des sciences, ont montré que des sujets sains pouvaient présenter une diminution, purement physiologique, de la sensibilité et des réflexes du voile du palais, du pharynx, et de l'épiglotte.

Chez nos malades, le réflexe pharyngien a été trouvé

six fois aboli ou diminué, dans la moitié correspondant à l'hyperesthésie. Il était très intense, au contraire, dans le cas d'anesthésie cutanée.

Le plus souvent, donc, le réflexe est absent ou diminué. Rappelons, à ce sujet, les conclusions auxquelles était arrivé M. Boucher, médecin des hôpitaux de Rouen, après une étude suivie sur la sensibilité pharyngienne. Selon cet auteur, l'insensibilité complète est une règle absolue à la troisième période de la tuberculose, à tel point que le fait peut servir au diagnostic différentiel avec la dilatation des bronches, où le réflexe est conservé. Cette insensibilité est presque la règle aussi à la deuxième période, et se montre parfois même dès la première.

Disons enfin que souvent la trépidation plantaire a été obtenue d'une façon très nette.

5° Douleurs spontanées.

On voit fréquemment chez les tuberculeux pulmonaires des douleurs qui peuvent siéger non seulement au niveau des lésions, c'est-à-dire à la région thoracique, mais aussi dans des territoires éloignés tels que les membres.

Bien qu'il faille, en ce qui concerne les sensations spontanées, avoir une certaine réserve, ces douleurs méritent cependant d'attirer l'attention par leur fréquence, et par l'analogie de leurs formes chez différents malades.

Elles peuvent être ramenées à deux types : la forme erratique et la forme névralgique.

Les douleurs à forme erratique ne se distribuent pas suivant des territoires nerveux : superficielles ou profondes, variables dans leur étendue, elles sont en général intermittentes. Ce sont les douleurs thoraciques, sous forme de points de côté, les douleurs des membres, les douleurs pseudo-articulaires des genoux, qui peuvent entraîner une impotence fonctionnelle passagère et simulent le rhumatisme, mais sans la rougeur et le gonflement. Les douleurs interscapulaires, sus-et sous-claviculaires sont bien connues. Celle, signalée tout d'abord par Beau, au-dessus de la clavicule est un bon signe de la tuberculose au début, lorsqu'elle est continue et tenace.

Les névralgies, à l'étude desquelles se rattachent les noms de Perroud, Peter, Hérard, Cornil et Hanot, peuvent osciller d'un côté à un autre, sont peu tenaces, ne présentent pas nettement les points de Valleix, se produisent de préférence du côté de la lésion pulmonaire.

Leur caractère intermittent, leurs exacerbations en font plutôt des pseudo-névralgies, des névralgies hystériformes.

Voyons avec quelle physionomie ces sensations spontanées se sont montrées chez nos malades. Nous les trouvons huit fois sur dix. Nous ferons des réserves pour l'observation X ; il est difficile, en effet, de savoir s'il faut rattacher à la tuberculose les douleurs dont l'enfant se plaignait au niveau des membres inférieurs. A son entrée, l'exploration n'est pas douloureuse, l'examen des poumons est négatif, et ce n'est que trois mois plus tard lorsqu'elle revient de nouveau à l'hôpital que l'on trouve des signes de bacillose.

Dans le seul cas (obs. VII) où les douleurs font complètemennt défaut, nous relevons comme troubles nerveux, de l'analgésie étendue à toute la surface cutanée. — Nous les trouvons donc toujours avec l'hyperesthésie, et le plus souvent elles siègent du même côté qu'elle. Une fois seulement (obs. IV) des douleurs thoraciques se montrent à gauche, alors que la sensibilité est exagérée à droite.

Ces douleurs peuvent précéder ou accompagner l'hyperesthésie. Elles peuvent siéger au tronc (II, III, V, VI, VIII, IX), au tronc et aux membres (IV), aux membres seuls (I).

Au tronc, ce sont soit des douleurs diffuses comparables à des névralgies, soit des points de côté rarement assez fixes et intenses pour rappeler celui de la pneumonie, plus souvent légers et fugaces.

Au niveau des membres, nous avons observé dans un cas (I) une douleur continue, nettement localisée au genou avec limitation des mouvements ; une autre fois (IV), des douleurs au genou et dans la jambe droite, sans caractères précis, mais assez intenses pour forcer la malade à s'aliter.

Rarement les douleurs sont persistantes ; elles durent peu en général, mais peuvent récidiver. Elles procèdent par accès, qui durent de quelques minutes à quelques heures et se répètent plusieurs fois par jour.

Elles cèdent souvent à la thérapeutique ; l'antipyrine, le sulfate de quinine surtout sont efficaces ; on peut obtenir de bons rétultats aussi du bromure, de l'opium et des frictions.

Ces douleurs ont une importance pronostique, car

elles sont liées le plus souvent aux formes graves de la uberculose qui s'accompagnent d'hémoptysies, de vomissements, de violents accès de toux et d'oppression, symptômes indiqués dans la plupart de nos observations.

6° Troubles de la motilité.

Contrairement aux modifications de la sensibilité, les troubles moteurs, si l'on en excepte ceux qui dépendent d'une lésion nerveuse, sont rares au cours de la tuberculose.

Nous ne devons pas comprendre, sous ce titre, la gêne fonctionnelle qui se montre parfois comme conséquence de l'hyperesthésie musculaire, et qui, de ce fait, doit être rapportée aux troubles de la sensibilité.

Il faut, pour qu'on puisse parler de phénomènes moteurs, que la modification survenue dans le fonctionnement des muscles soit primitive.

Chez l'adulte, Weill dit, dans son mémoire, n'avoir observé, d'une façon formelle, que dans deux cas, des troubles de la motilité, représentés par de la parésie musculaire.

Chez l'enfant, une fois seulement, sur 10 malades examinés, on a trouvé une diminution manifeste de la force musculaire à gauche (obs. III), associée à une hémihyperesthésie profonde du même côté.

En dehors de la tuberculose pulmonaire, il n'a été possible de découvrir aucune lésion pouvant expliquer ce phénomène.

La malade a malheureusement séjourné peu de temps

à l'hôpital, et on n'a pu savoir ce qu'il était advenu de sa parésie. Il eût été intéressant de voir si les troubles moteurs et sensitifs auraient suivi une marche parallèle. Weill a vu, chez un malade, la parésie disparaître en même temps que l'hyperesthésie. Il semblerait donc que les deux ordres de faits puissent relever du même mécanisme. Peut-être les centres moteurs sont-ils, comme les centres sensitifs, susceptibles d'être atteints par les modifications du système nerveux survenues sous l'influence de la tuberculose.

CHAPITRE III

MARCHE. — PRONOSTIC. — DIAGNOSTIC.

Parmi les divers éléments du syndrome dont nous venons de parler, l'hyperesthésie musculaire est le plus constant, celui autour duquel viennent se grouper les autres phénomènes.

C'est d'elle que nous nous occuperons dans ce chapitre, et quand nous aurons vu comment elle apparaît, comment se fait son extension, quels sont ses rapports avec le siège et le degré de la lésion pulmonaire, nous aurons une idée d'ensemble sur l'évolution des troubles nerveux liés à la tuberculose.

L'hyperesthésie musculaire, selon Weill, obéit dans son développement à quelques règles. « Elle occupe d'abord des régions limitées, le plus souvent le grand pectoral, le sterno-mastoïdien, les muscles de la paroi antéro-latérale de l'abdomen. Puis, de jour en jour, on peut la voir s'étendre aux autres muscles. »

Trois fois seulement nous avons assisté au début de l'hyperesthésie, et voici ce qui a été observé :

Observation V, l'hyperesthésie se montre à gauche, au niveau du tronc d'abord, puis, en quelques jours, s'étend à tout le côté.

Observation VI : l'hyperesthésie, constatée d'abord à gauche, au niveau de la fosse sus-épineuse, du sterno-mastoïdien, de l'épaule, du bras, de l'aine, gagne bientôt les extrémités.

Observation IX : limitée d'abord à l'épaule, au tronc et au cou, l'hyperesthésie occupe ensuite le côté droit tout entier.

Chez ces trois malades, l'intervalle compris entre le début et le développement complet des troubles nerveux a été de dix-huit jours pour l'observation V, trente-huit jours pour l'observation VI, et quinze jours pour l'observation IX.

Hors le cas X, où elle a disparu complètement et tout à coup après deux mois, l'hyperesthésie a persisté tout le temps que les malades ont été soumises à l'observation. Nous ne l'avons pas vu rétrocéder lentement, au bout d'un temps variable, abandonnant les muscles tour à tour, comme le fait a été signalé chez l'adulte.

Après avoir envisagé l'hyperesthésie en elle-même, il nous reste à étudier ses rapports avec la lésion tuberculeuse.

Cette lésion, quant à son siège, peut être simple ou double. Lorsqu'elle est simple (II, III, IV) nous notons une hémihyperesthésie homonyme.

Quant la lésion est double, il n'y a rien d'absolu.

Une fois (I), il y a hémihyperesthésie homonyme à la lésion la plus avancée. Une autre fois, au contraire, (VI), l'hémihyperesthésie occupe le côté répondant au poumon le moins atteint, dans lequel l'autopsie permet de constater une poussée plus récente.

Le plus souvent, lorsque les deux organes sont pathologiques, l'hyperesthésie est diffuse mais reste plus marquée du côté le plus touché.

Il n'y a pas de rapport entre la gravité de la lésion et l'intensité des troubles nerveux, qui peuvent être aussi intenses dans les cas où l'auscultation ne fait entendre que des craquements, que dans ceux où existent des signes cavitaires évidents.

Nous serons moins affirmatif en ce qui concerne l'étendue de la lésion, qu'il est difficile de délimiter exactement par les signes stéthoscopiques. Peut-être aurait-elle une influence favorisante; Calba dit en effet avoir observé deux fois des désordres nerveux particulièrement intenses à l'occasion de pneumonies tuberculeuses.

Il ne semble pas non plus qu'il y ait de corrélation entre l'hyperesthésie et les troubles fonctionnels; on peut d'ailleurs voir des malades, avec des lésions peu avancées, souffrir plus que d'autres déjà très cachectisés.

Il est difficile de préciser le moment de l'évolution tuberculeuse où les troubles nerveux se montrent de préférence. La plupart des malades, en effet, présentent déjà des hyperesthésies profondes au moment de leur entrée à l'hôpital, et le début de la tuberculose ne peut être apprécié sans quelque incertitude. Certains sujets, en pleine santé jusque-là, présentent tout à coup une poussée aiguë; d'autres s'acheminent lentement, par des bronchites à répétition, vers une tuberculose qui ne se manifestera par des signes certains qu'au bout d'un temps variable. D'autres enfin ont des poussées successives dans l'intervalle desquelles la santé semble parfaite.

Dans les cas où les troubles nerveux étaient déjà développés au moment de l'entrée à l'hôpital, le début de l'affection pulmonaire remontait deux fois (I, III) à six mois, avec une poussée datant de deux ou trois mois, une fois (II) à un mois. La malade de l'observation IV a présenté plusieurs bronchites, dont la dernière remonte à trois semaines. Celle de l'observation X ne présente, à un premier séjour, ni signes pulmonaires, ni troubles nerveux; elle revient quatre mois après, avec des craquements et de l'hyperesthésie. Lorsque les manifestations nerveuses ont débuté à l'hôpital, elles se sont montrées une fois (V) onze mois après le début probable de la tuberculose, une fois (VI) après huit mois, une fois après trois mois, une fois après dix mois environ.

En somme, on le voit, l'intervalle qui sépare le début de l'affection pulmonaire des symptômes nerveux est très variable. Si, laissant de côté les manifestations initiales dont la date échappe souvent, on ne tient compte que des phénomènes aigus au cours d'une tuberculose à évolution lente, c'est dans les premiers mois, en général, que paraissent les accidents nerveux.

Ceux-ci, une fois installés, s'étendent avec rapidité et acquièrent en peu de jours leur plus grand développement. Ils semblent souvent, en même temps qu'ils se développent, acquérir vis-à-vis de la lésion pulmonaire une certaine indépendance.

Dans l'observation VI, il est vrai, nous observons un certain parallélisme entre les deux ordres de phénomènes : l'hyperesthésie qui a disparu complètement au moment d'une amélioration dans l'état général, se montre à nouveau lorsque la tuberculose reprend ses droits et évolue plus activement.

Mais, en revanche, l'observation X nous montre au contraire une discordance très nette entre la marche de la lésion bacillaire et celle des troubles nerveux. L'hyperesthésie, très marquée au moment où l'auscultation ne fait entendre que des craquements, disparaît complètement ensuite, alors qu'on perçoit des signes cavitaires.

L'hyperesthésie musculaire est en somme un phénomène très variable : outre qu'elle peut disparaître pour réapparaître ensuite, on la voit parfois se déplacer d'un côté du corps à l'autre. Après s'être cantonnée à gauche elle se porte à droite, ou inversement; c'est le phénomène du transfert, qui s'effectue en général sous l'influence d'une irritation. C'est ainsi que, dans l'observation VI, l'hyperesthésie développée d'abord à droite, envahit ensuite le côté gauche, au moment d'une poussée dans le poumon correspondant.

On ne peut pas accorder au syndrome que nous venons d'étudier une valeur pronostique sérieuse, car il se rencontre aussi bien dans les formes légères que dans les formes graves de la tuberculose. Il semblerait seulement indiquer une tuberculose à forme érétique. « C'est peut-être, en effet, dit Weill, dans la réaction intense du sujet, dans l'irritation des nerfs pulmonaires et les effets à distance qu'elle provoque, que l'on trouve les circonstances les plus favorables à la production des troubles nerveux. »

Au point de vue du diagnostic il est tout d'abord utile de connaître ces faits, pour ne point conclure de leur présence à une lésion du système nerveux qui viendrait assombrir encore le pronostic de la tuberculose.

De plus, sans avoir l'importance de la douleur signalée par Beau au niveau de la fosse sus-épineuse, l'hyperresthésie pourrait être utile tout à fait au début de l'affection pulmonaire. Toutes les malades qui font l'objet de ce travail présentaient, il est vrai, dès l'apparition des troubles nerveux, des signes sthétoscopiques assez nets pour affirmer la tuberculose, mais il n'en est pas nécessairement toujours ainsi. « Dans une bronchite douteuse, dit Weill, dans une broncho-pnemonie tuberculeuse à marche rapide, les troubles de la sensibilité pourraient se développer avant qu'il y eût des signes certains de tuberculose. Nous avons été amené, dans un cas, à faire ce diagnostic uniquement d'après la présence d'une hémi-hyperesthésie. Il n'y avait pas de bacilles dans les crachats, et les signes d'auscultation étaient douteux. L'évolution des phénomènes confirma cette manière de voir. »

CHAPITRE IV

ÉTIOLOGIE

Avant de rechercher le mécanisme des phénomènes que nous venons d'étudier, il nous faut examiner les causes générales qui pourraient avoir sur leur développement une influence quelconque.

Nos observations, dues à l'obligeance de M. Weill, proviennent toutes d'un service de filles. Nous n'avons pu, de notre côté, examiner que quatre garçons, chez lesquels l'exploration a été négative : ce nombre n'est pas suffisant pour permettre des conclusions.

Quelle est, chez les filles, la fréquence des troubles nerveux, au cours de la tuberculose pulmonaire ? Sur 90 observations dépouillées dans le service de M. Weill, nous les trouvons mentionnés 15 fois, soit environ 17 pour 100.

Chez l'adulte, Weill, sur 51 tuberculeux, en a trouvé 20 atteints, à des degrés divers, de modifications de la sensibilité, soit 39,2 pour 100. — Ces 51 malades se répartissent ainsi : 37 hommes et 14 femmes. Les 37 hommes ont fourni 14 cas de manifestations nerveuses, soit 37,8 pour 100 ; les 14 femmes en ont donné 6, soit 42,8 pour 100.

La proportion est donc un peu plus forte chez les

femmes, mais l'écart n'est pas assez considérable pour permettre de dire que le sexe féminin prédispose, d'une façon sensible, à l'éclosion des troubles de la sensibilité. Quant à l'âge, pour ce qui est des enfants, on sait que la tuberculose pulmonaire est assez rare avant sept ou huit ans. Nous avons observé 1 cas à huit ans, les autres entre onze et quatorze ans. Aucune des malades n'était réglée.

On ne relève, dans les antécédents héréditaires, aucune tare nerveuse, ni hystérie, ni épilepsie ; de même, dans les antécédents personnels, lorsque le passé pathologique des sujets a pu être connu, on ne signale ni convulsions dans la première enfance, ni chorée ensuite. Une malade (V) a eu deux frères ou sœurs morts de convulsions, mais n'en a pas présenté elle-même.

Nous ne trouvons, parmi les maladies antérieures, que des affections telles que coqueluche, rougeole, scarlatine, dans lesquelles on ne peut voir aucun élément pathogénique à invoquer.

CHAPITRE V

PATHOGÉNIE

Les différents troubles nerveux observés au cours de la tuberculose pulmonaire n'ont rien de régulier ni de fixe dans leur marche, comme nous l'avons dit. Après une durée variable, ils peuvent s'atténuer, prendre fin, se reproduire en d'autres régions pour disparaître ensuite ; de même qu'ils n'exercent sur l'affection pulmonaire aucune influence appréciable, celle-ci, de son côté, ne règle pas leur évolution : il y a indépendance réciproque.

Cette mobilité, jointe à leur diversité et à l'absence d'altérations dans les centres nerveux, a influé sur l'opinion que les cliniciens ont pu se faire touchant la nature des accidents, qui ont reçu les explications les plus variés.

Nous croyons pouvoir éliminer d'emblée certaines hypothèses, celles, par exemple, de névrite plus ou moins généralisée, de myélite des cordons postérieurs, de méningite spinale, qui n'exxliquent pas la variabilité des manifestations nerveuses et leur distribution.

La même objection est à faire aussi à la théorie vasomotrice invoquée par Leudet, qui rattache les fait à de l'anémie ou de la congestion locales, sous la dépendance de modifications circulatoires dans l'axe spinal.

La polymyosite infectieuse dont parle Sénator ne pourrait rendre compte que de l'hyperesthésie musculaire.

Il nous semble plus rationnel d'incriminer de simples perversions fonctionnelles, *sine materia*, et qui ne paraissent pas liées aux produits toxiques que fabrique le bacille de Koch ou que la fièvre peut engendrer. Les accidents, en effet, se développent parfois en sens inverse des progrès de la tuberculose, et peuvent disparaître à la fin, alors que la fièvre et l'infection sont à leur plus haut degré.

Perroud explique les modifications nerveuses dans la tuberculose par des réflexes partis des poumons et réfléchis par la moelle, qui, du fait de la composition du sang ou de l'état pathologique du sujet, se trouve en état d'excitation exagérée. Allemaire précise : « L'incitation, partie du poumon, passe par le pneumogastrique, les intercostaux ou les anastomoses du plexus pulmonaire avec les nerfs rachidiens. Les cellules auxquelles elle aboutit seront excitées, et avec elles d'autres cellules de la substance grise voisine, qui leur sont unies par des prolongements. Ces cellules excitées rapporteront aux nerfs périphériques qui dépendent d'elles l'excitation reçue. »

La diffusion nerveuse est donc la base de cette hypothèse, qui est complétée si l'on admet de plus une hyperexcitabilité des cellules nerveuses qui rend les réflexes plus faciles, mais surtout explique la douleur provoquée par le pincement des muscles.

« Il faut, dit Guéneau de Mussy, admettre des phénomènes d'excitabilité réflexe, comme on admet une contracture réflexe du système locomoteur. »

Peut-être s'agit-il d'une modification des centres nerveux analogue à celle qui existe dans l'hystérie.

Les tuberculeux, il est vrai, ne présentent ni ovarie, ni point hystérogène, ni sensation de boule, ni crises ; nous voyons de plus, chez eux, l'hyperesthésie profonde au premier rang, alors que, dans l'hystérie vraie, ce sont les troubles de la sensibilité cutanée qui dominent. Disons enfin que l'analyse des urines, faite chez trois de nos malades, n'a pas donné l'inversion de la formule des phosphates, signalée par Gilles de la Tourette comme un signe presque constant de l'hystérie. Les phosphates alcalins ont toujours été, dans nos cas, plus abondants que les phosphates terreux.

Mais en somme, et malgré les divergences, on ne peut nier que la variabilité des phénomènes, leur distribution, leur indépendance vis à vis de la lésion pulmonaire, etc., donnent au syndrome un cachet hystériforme.

« Il semble, dit Weill, qu'il s'agisse d'une hystérie spéciale, limitée dans ses manifestations, réduite comme expressions à quelques stigmates de forme anormale, et incapable d'évoluer à la façon de l'hystérie classique. »

La tuberculose est un grand facteur d'affections nerveuses ; de même qu'elle a été accusée par Frœnkel de produire au niveau de la moelle le tabes, par Lannois et Paviot (*Revue de Médecine*, 1899) la sclérose en plaques, de même, selon Leudet, Grasset, la neurasthénie et l'hystérie éclosent souvent au cours de son évolution. Mensinga, de Vienne (Autriche), a vu survenir les grandes crises hystériques chez une tuberculeuse avérée. La tuberculose semblait la première en date, et comme rien ne pouvait expliquer le réveil de l'hystérie en ce cas, il était logique de l'attribuer à l'excitation partie des poumons.

Pourquoi, du reste, la tuberculose ne pourrait-elle pas modifier le fonctionnement des centres nerveux, au même titre que tant d'autres maladies avec lesquelles l'hystérie s'associe fréquemment? M. Babinski a signalé cette association non seulement avec les affections les plus diverses du système nerveux, scléroses en plaques, tabes, chorée, maladie de Basedow, etc., mais encore avec une cystite purulente, une endométrite cervicale, une coxalgie.

M. Weill, enfin, insiste sur un fait qui touche de près à notre sujet. Les manifestations morbides, dit-il, changent avec l'âge comme nos idées. C'est ainsi que, en cas de mouvement fébrile ou d'infection, le système nerveux réagit par les convulsions dans la première enfance, par la chorée ensuite, puis, aux approches de la puberté, par l'hystérie. Or, presque toutes les malades que nous citons avaient entre onze et quatorze ans.

Il nous reste à savoir ce qui, dans la tuberculose, détermine cet état hystériforme. Nous avons dit que la marche des troubles nerveux suffit à prouver qu'il ne traduisent pas l'action des toxines. Avec M. Weill, nous nous rallierons à la théorie des réflexes. L'irritation incessante des extrémités pulmonaires du pneumogastrique met les cellules cérébrales dans un état anormal d'hyperexcitabilité :

« Il ne s'agit d'ailleurs, dit Weill, que d'un ébranlement léger des cellules cérébrales, ébranlement qui se diffuse d'une façon plus ou moins systématique aux parties voisines. »

Les cas d'anesthésie s'expliquent peut-être par un ébranlement plus violent, qui au lieu d'augmenter la susceptibilité aux excitations venues du dehors, supprime la fonction.

Le retentissement des lésions pulmonaires sur les centres nerveux a été mis en évidence par une expérience de M. le professeur Lépine (*Soc. de biologie*, 1870) : l'injection de quelques gouttes de liquide irritant dans le poumon d'un lapin, détermine du côté correspondant, au bout de quelques secondes, un clignement plus ou moins durable, du larmoiement, et parfois un léger rétrécissement de la pupille.

L'importance fonctionnelle du poumon, sa riche innervation, expliquent la fréquence des troubles nerveux. Peut-être aussi, la tuberculose a-t-elle une influence spéciale.

OBSERVATIONS

OBSERVATION I

Communiquée par M. Weill

Louise M..., onze ans. — Salle Saint-Ferdinand, n° 7.

Entrée le 26 décembre 1894, sortie le 21 janvier 1895.

Père bien portant. Rien de particulier du côté de la mère. Un frère mort.

La petite malade a été en nourrice jusqu'à l'âge de huit ans, et, pendant ce temps, on ignore son histoire pathologique. Aucune maladie depuis l'âge de huit ans (pas de coqueluche, pas de rougeole, etc.). Il y a six mois, peu à peu la malade s'est mise à tousser. La toux a beaucoup augmenté depuis deux mois. Elle crache surtout la nuit. Il y a quinze jours, elle a dû s'aliter. Avant-hier elle a eu une hémoptysie (environ une tasse à café de sang pur). Amaigrissement progressif.

Transpirations nocturnes très abondantes.

État actuel. Enfant amaigrie, pommettes rouges.

La température oscille autour de 39 degrés. Toux assez fréquente, surtout la nuit, accompagnée d'expectoration mucopurulente. Pas de dyspnée.

Poumon gauche (le plus atteint) : matité avec résistance au doigt, au sommet, en arrière ; zones de submatité dans le reste de la hauteur.

En avant : submatité ou même matité sous la clavicule, avec bruit de pot fêlé.

Gros gargouillements au sommet en avant et en arrière.

Pas de retentissement de la toux. Dans tout le reste de la hauteur, en avant et en arrière, foyers de râles sous-crépitants très nombreux.

Poumon droit : matité au sommet en arrière, son normal en avant. A l'auscultation, gargouillements au sommet en arrière, moins gros et moins nombreux qu'à gauche. Foyers de râles en descendant.

Pas de signes en avant.

Cœur : pointe sous la quatrième côte. Systole très légèrement soufflante à la pointe et à la base. Pas de vrai souffle, ni de frottement.

On note de l'hémihyperesthésie profonde du côté gauche. Douleur spontanée au genou gauche; mouvements limités.

Réflexes rotuliens abolis.

11 janvier 1895. — La température est rémittente, à oscillations de 1 degré. La malade a eu une dépression thermique le 8 et le 9 janvier.

Elle tousse beaucoup; l'expectoration est purulente. Mêmes signes à l'auscultation des poumons.

On constate au niveau de l'orifice pulmonaire un souffle systolique assez fort, qui disparaît par la pression. L'hyperesthésie s'est étendue à tout le côté gauche.

OBSERVATION II

Communiquée par M. Weill.

Antoinette C..., quatorze ans. Salle Saint-Ferdinand, n° 28. Entrée le 15 novembre 1899; sortie le 9 janvier 1900.

Antécédents héréditaires : père inconnu; mère sujette à des coliques hépatiques, hors cela bonne santé habituelle.

Une sœur âgée de dix-neuf ans, atteinte de rhumatisme et d'anémie. Un frère bien portant. Un petit frère mort à trois mois de diarrhée infantile.

Antécédents personnels : nourrie par sa mère jusqu'à l'âge de treize mois; n'a marché qu'à dix-sept mois, mais il ne semble pas qu'elle ait jamais présenté des signes de rachitisme.

Elle demeure à la campagne jusqu'à treize ans et, pendant ce laps de temps, on ne peut savoir si elle a été atteinte de rougeole ou de scarlatine; la coqueluche seule est relevée.

Malgré l'absence de maladies franches dans sa jeunesse, il semble cependant qu'elle n'ait jamais été d'une forte constitution.

Depuis un an qu'elle est à Lyon, son état général se serait un peu amélioré. Mais il y a un mois environ, elle aurait éprouvé des douleurs thoraciques, des frissonnements fréquents, une diminution notable de l'appétit, suivie d'un amaigrissement rapide. Elle continua néanmoins son travail, qu'elle a cessé il y a trois jours seulement pour se mettre au lit. Tous ces symptômes sont survenus peu à peu, sans phase aiguë appréciable.

A son entrée, on constate :

Toux légère, sèche, sans expectoration. La dyspnée n'est pas habituelle, mais surviendrait à la suite d'un effort ou du décubitus latéral gauche.

Des douleurs thoraciques persistent du côté gauche, mais sans siège bien précis.

Inspection du thorax : Amaigrissement notable, scoliose dorsale avec courbure de compensation lombaire.

Exploration des poumons. Poumon droit : à la palpation, les vibrations paraissent un peu augmentées, au sommet surtout, en avant dans les creux sus- et sous-claviculaires. Elles diminuent ensuite, puis cessent brusquement à partir de la partie moyenne de l'omoplate jusqu'à la base du poumon. Légère sensation de flot.

A la percussion, la sonorité est un peu diminuée en arrière, du sommet à la partie moyenne de l'omoplate. A ce niveau, on trouve la matité franche avec résistance au doigt jusqu'à la base. En avant, élévation très nette de la tonalité sous la clavicule; la matité reparaît au niveau du quatrième espace intercostal.

A l'auscultation : obscurité en arrière, avec quelques petits craquements fins très inconstants après les quintes de toux. Au point où commence la zone mate, commence également un souffle assez intense que l'on perçoit jusqu'à la base et qui se perd le long de la ligne axillaire. Egophonie. Pectoriloquie aphone.

Il ne semble pas y avoir de phénomènes pathologiques au niveau du poumon gauche. Appareil circulatoire. La pointe du cœur bat dans le cinquième espace, un peu en dehors du mamelon. Les bruits, normaux à la pointe, sont un peu sourds à la base, mais sans souffles ni bruits surajoutés. Pouls régulier. Pas d'œdème ni de cyanose; pas de troubles de la circulation périphérique.

Appareil digestif. — Anorexie, langue saburrale. Pas d'angine. Pas de phénomènes abdominaux, ni diarrhée, ni constipation.

Le foie déborde de trois travers de doigt les fausses côtes.

Du côté du *système nerveux*, on note une hyperesthésie généralisée à toute la moitié droite du corps. Ce phénomène occupe aussi bien les muqueuses que les téguments. Sensibilité pharyngée abolie à droite. Pas d'ovarie. Pas de troubles de la motilité. Il n'y a pas de trépidation plantaire. Le réflexe rotulien diminué à droite, est aboli à gauche. La force musculaire est conservée. Pas de troubles des organes des sens; le champ visuel paraît égal des deux côtés.

La température se maintient autour de 38 degrés.

17 novembre 1899. — L'hémihyperesthésie occupe la peau et les parties profondes : os, muscles, tendons et ligaments.

5 décembre. — La malade est bien mieux; elle n'a plus de dyspnée ni de douleurs thoraciques. La percussion ne donne plus que de la submatité au niveau de la base, où la respiration reste obscure ainsi que sur la ligne axillaire. Il n'y a plus de souffle ni d'égophonie.

La respiration est rude en avant sous la clavicule, avec diminution du murmure vésiculaire. La température est redevenue normale.

Analyse des urines. Urine de 24 heures, 1670 centimètres cubes. Acide phosphorique total, 0,716 par litre, soit 1,195 en

24 heures. Acide phosphorique des phosphates alcalins, 0,496, soit 0,828 en 24 heures. Acide des phosphates terreux, 0,220, soit 0,367 en 24 heures.

La malade sort le 9 janvier 1900.

OBSERVATION III

Communiquée par M. Weill.

B. Marie, treize ans et demi, salle Saint-Ferdinand, n° 37.

Entrée le 18 mai 1899, sortie le 26 juin 1899.

Père mort à quarante-deux ans de tuberculose pulmonaire. La mère se porte bien; elle a eu une fausse couche de trois mois, un enfant mort du croup à cinq ans, 3 filles dont 2 très délicates, un garçon de huit ans.

La petite malade a eu la rougeole à dix ans, et mal aux yeux à l'âge de quatre ans.

A onze ans, elle avait des lipothymies, des syncopes qui disparurent au bout d'un an.

Depuis le commencement de l'année, elle a maigri, perdu l'appétit, et s'est mise à tousser et à cracher un peu. Au commencement de mars, hémoptysies tous les jours, pendant huit jours. Depuis lors, transpirations nocturnes, points de côté à gauche.

Toux quinteuse, oppression.

Examen des poumons. — Poumon gauche : au sommet, en avant et en arrière, on trouve de la matité, de la diminution des vibrations, du souffle, des râles muqueux, du retentissement de la toux et de la voix.

Rien à la base.

Poumon droit. — Rien au sommet. A la base : légère submatité, inspiration prolongée, expiration saccadée.

Rien au cœur.

Température 38,3.

Cicatrices de lésions ganglionnaires scrofuleuses anciennes, sous le menton.

Hyperesthésie musculaire et osseuse du côté de la lésion : la douleur à la pression est plus vive au niveau des apophyses transverses cervicales à gauche.

Trépidation plantaire obtenue des deux côtés, mais beaucoup plus marquée à gauche.

A gauche encore, le réflexe rotulien est exagéré et la force musculaire est diminuée.

Le champ visuel n'est pas rétréci.

Anesthésie de la moitié gauche du voile du palais.

Un peu d'anesthésie à la piqûre à droite.

26 juin. — La trépidation a disparu.

Augmentation de la sensibilité à gauche.

La malade quitte l'hôpital.

OBSERVATION IV

Communiquée par M. Weill.

D... quatorze ans, salle Saint-Ferdinand, n° 18.

Entrée le 28 novembre 1893, sortie le 26 avril 1894.

Parents bien portants, un frère en bonne santé; cependant le père a fait à l'Hôtel-Dieu un long séjour pour coliques de plomb.

Rougeole à quatre ans, coqueluche à 6 ans. Dès lors les bronches sont sensibles, et la malade s'enrhume facilement.

A dix ans, affection de poitrine qui dure trois mois : toux intense, amaigrissement considérable. Envoyée à la campagne près de Grenoble, elle y reste jusqu'en août 1893. Là, bon état général, croissance rapide, bon appétit, bonnes digestions.

Bronchite nouvelle au début de novembre 1893 : toux, amaigrissement, perte de l'appétit, vomissements après chaque repas à la suite de quintes de toux, transpirations nocturnes.

A l'entrée : mauvais état général, température 40 degrés.

On constate, à droite, de la bronchite généralisée avec du ramollissement du sommet et même une petite caverne.

A gauche, rien d'anormal.

Les troubles de la sensibilité sont intenses, ils occupent des muscles, les os, les articulations, les téguments, *à droite exclusivement.*

La pression légère cause une douleur intolérable à la malade, surtout au niveau du sterno-mastoïdien, du grand pectoral, du masséter, des muscles de la nuque; puis viennent le trapèze, les muscles de l'épaule, de l'abdomen, de la cuisse, de la face; ceux de l'avant-bras, de la jambe, de la main, du pied sont moins sensibles.

Toutes les articulations droites sont douloureuses, mais à la pression seulement et non aux mouvements communiqués ou volontaires. Le pied et la main ne sont pas épargnés.

Tous les os également; il n'est pas jusqu'aux vertèbres, au crâne et au sternum, qui ne soient hyperesthésiés dans le côté droit.

L'hysperesthésie cutanée est très nette; elle s'arrête exactement sur la ligne médiane. Le contact est presque douloureux à droite, le pincement fait crier la malade. La sensibilité à la température est exagérée. Pas de zone d'anesthésie.

Signalons enfin des points de côté erratiques à droite, quelques troubles vaso-moteurs des deux côtés, enfin des douleurs spontanées au genou et à la jambe droite, douleurs qui forçaient la malade à s'aliter.

OBSERVATION V

Communiquée par M. Weill.

Ch. Eugénie, huit ans, salle Saint-Ferdinand.

Entrée le 15 mars 1899, sortie le 29 septembre.

Rentre le 20 décembre, meurt le 4 février 1900.

Père mort probablement tuberculeux. La mère a eu une fausse couche. Sept enfants, dont cinq sont morts : deux de tuberculose, deux de convulsions, un de méningite à trois ans.

Dans les antécédents personnels on note : rougeole à sept ans, pas de coqueluche, la malade tousse tous les hivers et se plaint de points de côté.

Depuis un mois la malade est alitée, et a de la diarrhée et des vomissements.

A l'entrée, la malade se plaint surtout de tousser et de souffrir de l'estomac.

Examen des poumons. — Poumon droit : submatité au sommet, dans la fosse sus-épineuse ; exagération des vibrations ; râles humides au sommet, en avant et en arrière, s'entendant dans toute la moitié supérieure du poumon. Pas de signes cavitaires.

Poumon gauche : la submatité est nette sous la clavicule, les râles existent aussi au sommet, mais moins nombreux et surtout après les secousses de toux.

Toux fréquente, parfois suivie de vomissements, diarrhée.

On ne peut savoir si la malade a des zones d'hyperesthésie, car elle pleure dès qu'on la touche et ne veut pas répondre aux questions posées.

9 septembre. — Presque pas de fièvre depuis l'entrée.

L'appétit est conservé. La malade se lève depuis dix jours.

Au sommet droit : matité, vibrations exagérées, retentissement de la toux, après laquelle on entend quelques craquements.

29 septembre : la malade quitte le service.

22 décembre : la malade rentre, elle avait été rendue à sa famille après un séjour à Longchêne.

A l'entrée la dyspnée est forte (40 respirations). Toux fréquente avec expectoration.

Poumon droit : toujours matité en arrière, dans la fosse sus-épineuse ; respiration soufflante à ce niveau, avec gros râles humides, retentissement de la voix et de la toux. Mêmes signes en avant sous la clavicule.

Poumon gauche : râles humides en avant sous la clavicule, mais moins nombreux qu'à droite. En arrière, au sommet également, râles, mais toujours moins nombreux et à timbre plus sec que ceux du côté opposé.

La respiration est soufflante aussi, mais plus rude.

Légère cyanose de la face et des téguments.

Pas d'œdèmes.

Pas de phénomènes nerveux. Réflexes égaux des deux côtés.

La température oscille autour de 39 degrés.

24 décembre. — On trouve des signes cavitaires au sommet droit et des signes de ramollissement au sommet gauche. La toux est sèche. Pas d'oppression. Pas d'hyperesthésie.

15 janvier. — Depuis quelques jours la toux devient quinteuse et s'accompagne de vomissements, surtout la nuit.

L'hyperesthésie commence à se produire dans la région du tronc et à gauche. Pas de changements du côté des réflexes.

20 janvier. — Après une période de six à sept jours, où la température s'est maintenue en plateau autour de 39, on observe une défervescence.

A l'auscultation mêmes signes, avec, en plus, un foyer de râles abondants à bulles humides, sans souffle à la base gauche.

23 janvier. — La température est remontée le 21. Mêmes signes toujours. L'hyperesthésie commence à se généraliser.

2 février. — La malade se plaint d'un point de côté violent. On trouve aux deux sommets du souffle caverneux, et aux deux bases des foyers de râles fins accompagnés de souffle à droite. Les râles fins sont associés à des râles sonores.

En avant, gros ronchus à droite et, à gauche, râles fins dans toute la hauteur du poumon.

Oppression extrême. Cyanose des ongles et des lèvres.

Hyperesthésie superficielle et profonde du côté droit dans les membres, aussi bien aux extrémités qu'à la racine et à la face.

Trépidation plantaire des deux côtés. Réflexes rotuliens exagérés.

Le point de côté existe, surtout du côté droit.

Mort le 4 février.

Autopsie. — Les plèvres sont épaissies, surtout à droite et à la partie supérieure. La partie supérieure des deux poumons, à la coupe, montre des blocs fibreux blanchâtres, nacrés, criant sous le couteau, et creusés par des cavités grosses comme des billes.

A la partie moyenne, infiltration.

A la base, zone congestive avec granulations miliaires.

Ganglions trachéo-bronchiques non caséeux, pas très volumineux.

Rien aux autres organes.

OBSERVATION VI.

Communiquée par M. Weill.

D. Élisa, treize ans et demi. Salle Saint-Ferdinand, n° 30. Entrée le 11 septembre 1899, décédée le 4 mars 1900.

Mère morte d'affection pulmonaire chronique. Père tuberculeux, a eu des hémoptysies. Un frère de santé délicate.

Personnellement, rougeole à sept ans, coqueluche et scarlatine à huit ans. La malade a toujours été faible, s'enrhume tous les hivers; malgré cela, depuis deux ans elle travaille dix heures par jour. Chez elle, on la maltraite et on la soigne mal.

Depuis six mois elle est plus fatiguée : elle a pâli, maigri, perdu l'appétit; elle a souvent des points de côté fugaces, aux deux sommets notamment.

Transpirations nocturnes abondantes. Pas de diarrhée.

Dans le service, l'enfant tousse beaucoup : la toux est pénible, sèche, non quinteuse; elle détermine parfois des vomissements et s'accompagne de courts accès d'oppression légère. Pas d'expectoration.

La face est pâle; mauvais aspect général.

Examen des poumons. Poumon droit : en arrière, dans la fosse sus-épineuse, matité, augmentation des vibrations, souffle amphorique, craquements après la toux, bronchophonie, retentissement de la toux, pectoriloquie aphone, retentissement du son produit par la percussion en avant.

En avant : respiration soufflante, craquements après la toux.

Rien à la base.

Poumon gauche : un peu de submatité et de rudesse respiratoire au sommet en arrière.

Rien au cœur, pouls régulier.

Pas de troubles de la sensibilité. Pas d'exagération des réflexes, pas de trépidation plantaire.

14 septembre. — A droite, le souffle amphorique occupe la moitié de la hauteur du poumon. Pas de râles en arrière ; craquements en avant.

A gauche, respiration soufflante.

Pas d'hyspéresthésie.

31 novembre — Sur l'ensemble du tracé, la malade présente dans les premières périodes de son entrée, le type d'une fièvre intermittente ou rémittente irrégulière.

Depuis le 1er novembre, il y a des périodes d'apyrexie encadrées de fièvre à type rémittent.

L'état général est meilleur : toux quinteuse et sèche; pas de diarrhée, pas de vomissements.

L'hyperesthésie se montre du côté droit.

Trépidation plantaire à droite ; rien à gauche.

Force musculaire conservée.

Sensibilité réflexe du pharynx diminuée à droite.

Le maximum des lésions est toujours à droite.

Analyse des urines. Quantité en vingt-quatre heures, 1300 centimètres cubes. Acide phosphorique total, 0,92 par litre, soit 1,196 en vingt-quatre heures. Acide des phosphates alcalins, 0,63, soit 0,819 en vingt-quatre heures. Acide des phosphates terreux, 0,29, soit 0,377 en vingt-quatre heures.

10 décembre. — Depuis la deuxième quinzaine de novembre, la température a présenté un type rémittent, à petites ou grandes oscillations. Depuis le 1er décembre, elle est tombée au-dessous de 38 ; il y a eu même de l'hypothermie à partir du 5.

L'état général est meilleur : la malade tousse moins, crache peu et mange davantage : le poids a augmenté.

Mêmes signes au sommet droit, mais les craquements ont disparu en avant.

Au sommet gauche, la respiration est restée soufflante en arrière.

Il n'y a plus d'hyperesthésie.

Les réflexes rotuliens sont égaux des deux côtés.

Le réflexe pharyngien est égal à droite et à gauche.

23 décembre. — Depuis le 13, la température décrit des oscillations de 2 degrés environ, rappelant presque la fièvre intermittente quotidienne. Le poids a diminué : inappétence, toux par quintes sans expectoration, pas de dyspnée.

On perçoit des signes d'excavation au sommet droit, et des signes d'induration au sommet gauche.

Pas de râles de bronchite ni de râles fins.

L'hyspheresthésie reparaît, à gauche cette fois ; la fosse sus-épineuse, le sterno-mastoïdien, l'épaule, le bras, l'avant-bras, les espaces intercostaux, l'aine, le genou sont douloureux à la pression.

Rien à la langue, ni au pharynx, au niveau duquel il n'y a pas d'anesthésie.

Réflexe rotulien exagéré à gauche.

Trépidation plantaire à droite seulement.

9 janvier. — Mêmes signes d'excavation au sommet droit, le souffle est presque amphorique. Toujours pas de râles fins ni de râles de bronchite.

Toux sèche sans expectoration. Véritable fièvre hectique, avec frisson et chaleur.

Hyperesthésie excessivement développée à gauche, apparaissant à la moindre excitation ; elle semble se généraliser.

Réflexe tendineux plus marqué à gauche.

Pas de trépidation plantaire.

1er février. — L'état général s'est aggravé, depuis trois jours surtout. La température reste intermittente avec de courtes oscillations. La malade a des points de côté ; elle tousse par quintes suivies d'un accès d'oppression de quelques minutes elle vomit facilement.

Mêmes signes d'auscultation.

L'hyperesthésie est très nette à gauche. Elle existe non seulement au tronc et à la racine des membres, mais même aux extrémités.

La force musculaire est égale des deux côtés.

Trépidation plantaire à droite; existe aussi à gauche, mais beaucoup moins marquée.

Réflexe rotulien à peu près normal.

Le réflexe pharyngien existe des deux côtés.

Les sensibilités cornéenne, linguale et buccale sont diminuées à gauche. La peau, nous l'avons dit, est au contraire hyperesthésiée de ce côté.

13 février. — Réflexe pharyngien aboli à gauche. L'hyperesthésie persiste à gauche toujours. Il est impossible de faire la différence entre la sensibilité au niveau de l'émergence des nerfs et les régions voisines.

4 mars. — Décès après suffocations continues du 3 au 4.

Autopsie. — Le poumon droit présente une coloration ardoisée, avec sclérose du sommet, lequel est creusé de cavités. Partout ailleurs infiltration de granulations confluentes.

Poumon gauche : infiltration de granulations plus récentes que du côté opposé. A la base, congestion intense de coloration rouge.

Ganglions trachéo-bronchiques ardoisés, infiltrés mais non caséeux.

Intestin : quelques follicules clos caséeux; on trouve en quelques points des ulcérations déchiquetées, irrégulières, à l'emporte-pièce, et placées au niveau de l'insertion du mésentère. Une ulcération tuberculeuse à l'insertion de l'appendice. Rien d'anormal dans le gros intestin.

Les ganglions mésentériques sont peu augmentés de volume et ne sont pas caséeux.

Rien aux autres organes. Rien au cerveau.

OBSERVATION VII

Communiquée par M. Weill.

Jeanne J..., douze ans, Salle Saint-Ferdinand, n° 10.

Entrée le 28 novembre 1899, décédée le 25 février 1900. Mère mariée deux fois, est morte de tuberculose ainsi que ses deux maris. Elle a eu du premier un garçon, actuellement âgé de ving-huit ans, bien portant; du second, elle n'a eu que l'enfant qu'on amène.

Celle-ci est, depuis trois ans, élevée dans un orphelinat; on ne peut savoir si elle a eu la rougeole, la coqueluche, etc. Il y a longtemps qu'elle tousse, mais depuis un mois elle a perdu l'appétit, maigri et pâli.

Pas d'expectoration, pas de diarrhée, pas de transpirations nocturnes. Oppression et parfois vomissements à l'occasion de la toux. Pas de points de côté. Pas d'hémoptysies.

Examen des poumons. *Poumon gauche :* en arrière, tout à fait au sommet, diminution des vibrations, pas de modification de la sonorité, souffle léger, pectoriloquie aphone, retentissement de la toux. La respiration est obscure à la partie moyenne, elle est normale à la base. En avant : craquements secs qui s'entendent sur une assez grande hauteur.

Rien au *poumon droit.*

Exagération des réflexes rotuliens; trépidation plantaire bilatérale. Pas de troubles de la sensibilité.

11 décembre. — La malade est apyrétique depuis son entrée dans le service; elle tousse par quintes qui s'accompagnent parfois de vomissements.

Poumon gauche : matité au sommet, avec respiration soufflante sans râles et légère diminution des vibrations.

En avant, on retrouve les craquements secs.

A la base, la respiration est obscure avec bruits secs à la fin de l'inspiration.

Au poumon droit, la respiration est également soufflante. Les réflexes rotuliens sont toujours exagérés. La trépidation plantaire est beaucoup moins marquée; on ne l'obtient que par moments et difficilement.

1er février 1900. — Depuis le 19 janvier, la malade présente une fièvre intermittente à oscillations de 1 à 2 degrés.

Toux sans quinte mais fréquente. Légère expectoration Vomissements fréquents,

On trouve au sommet gauche du souffle, avec des râles fins sous-crépitants qui se montrent aussi dans le reste du poumon, mais moins nombreux et sans souffle.

Pas de râles sonores,

Pas d'hyperesthésie, pas de trépidation plantaire.

Réflexes rotuliens exagérés.

13 février. — Depuis quelques jours, la température oscille auteur de 39,5. La toux a augmenté.

Expectoration de crachats nummulaires.

Signes cavitaires au sommet droit.

Au sommet gauche, souffle avec craquements; râles congestifs dans le reste du poumon.

Toujours pas d'hyperesthésie. Trépidation plantaire très nette, obtenue de suite et plus marquée à gauche.

Réflexe rotulien exagéré à gauche.

Pas d'hyperesthésie à l'émergence des nerfs.

Anesthésie totale à la douleur; on peut piquer n'importe quel point du corps et profondément sans provoquer de douleur. La pulpe même des doigts n'est pas douloureuse.

Persistance de la sensibilité thermique et au contact.

Le réflexe pharyngien persiste des deux côtés.

Anesthésie à la piqûre des muqueuses. Anesthésie de la conjonctive.

17 février.— Outre les signes précédemment notés, on trouve, dans tout le poumon gauche, une poussée congestive caractérisée par des râles fins. La poussée existe aussi bien en avant qu'en arrière.

Le réflexe pharyngien est très intense.

Il existe en un point du larynx une douleur vive à la pression.

Il y a en somme de l'excitabilité réflexe.

Réflexes rotuliens exagérés, trépidation plantaire.

L'excitation sensitive de la plante du pied produit un vrai tremblement. Le réflexe est plus fort à gauche qu'à droite.

24 février. — Dans la nuit du 23 au 24, accès de dyspnée qui dura une heure environ. La matinée fut ensuite assez calme, quand, vers midi, nouvel accès de suffocation, accompagné d'une sorte de crise. Le tout ne dura que quelques minutes, puis, arrêt de la respiration et mort.

Autopsie. — Poumon droit : infiltration de granulations blanchâtres dans un tissu ardoisé, creusé de petites vacuoles. Le lobe inférieur est congestionné et présente de petits îlots d'infiltration par les mêmes éléments.

Poumon gauche : adhérences généralisées. Au sommet, quelques cavités. La base est le siège d'une infiltration récente, sous forme de granulations groupées en plaques.

Ganglions trachéo-bronchiques caséeux.

Rien au cerveau.

OBSERVATION VIII

Communiquée par M. Weill.

W. Eugénie, treize ans et demi. Salle Saint-Ferdinand n° 12. Entrée le 4 octobre 1899. Décédée le 23 décembre 1899.

Père mort d'affection indéterminée. Mère bien portante, n'a que cette enfant.

Personnellement, bonne santé habituelle : pas de maladies antérieures.

Soignée il y a quatorze mois à l'hôpital, à Strasbourg, pour une affection oculaire. Dans la même salle, se trouvaient deux jeunes filles qui présentaient des hémoptysies et moururent à la même époque.

Depuis deux mois l'enfant maigrit, pâlit, a des points de côté fugaces, de l'oppression et des transpirations nocturnes. Pas de diarrhée. La toux, apparue en même temps que ces divers phénomènes, est devenue plus fréquente depuis quinze jours et s'accompagne de légères hémoptysies tous les jours.

Dans le service : pas d'hémoptysies ; toux fréquente avec expectoration abondande de crachats nummulaires ; oppression assez marquée.

Examen des poumons. *Poumon droit :* au sommet, en avant et en arrière, souffle amphorique et nombreux, râles humides inspiratoires, râles sonores à l'expiration ; retentissement de la voix et de la toux ; matité.

Poumon gauche ; au sommet, en avant et en arrière, râles humides inspiratoires, râles sonores expiratoires, matité.

Dans les deux poumons, les râles humides s'entendent assez bas ; seule, la partie tout à fait inférieure ne présente que des râles de bronchite.

Rien au cœur.

Le foie déborde de trois travers de doigt les fausses côtes.

Pas de trépidation plantaire Réflexes rotuliens un peu forts. Pas d'hyperesthésie cutanée. La pression sur le sternum et le râchis révèle des points douloureux à gauche seulement.

13 novembre. — Pas de température dans le service. Hier matin, à deux reprises, la malade a craché du sang mêlé de mucosités : une cueillerée à café environ chaque fois. Le soir elle a craché du sang pur.

Point de côté à gauche depuis avant-hier.

Pas de vomissements ni de diarrhée. Pas de transpiration.

28 novembre. — Hier, point de côté assez persistant au sommet gauche. Oppression plus forte.

On ne trouve pas de bacilles dans les crachats.

Réflexes rotuliens exagérés.

Trépidation plantaire à gauche.

Hyperesthésie cutanée à gauche.

Champ visuel normal.

11 décembre. — La température est normale, et la toux moins fréquente.

Pas d'hémoptysies.

Réflexes plus marqués à droite. Pas de trépidation plantaire.

Toujours point de côté et hyperesthésie à gauche.

17 décembre. — La dyspnée a augmenté depuis quelques jours; on entend les mêmes signes dans la poitrine, et en plus de nombreux râles de bronchite.

La température monte progressivement.

Le 14 au soir, légère hémoptysie : 40 grammes environ d'un sang rutilant et très liquide.

Le 17, l'expectoration est restée sanglante.

19 décembre. — Les râles de bronchite persistent dans les deux côtés de la poitrine.

La température monte toujours. La malade est oppressée. L'hémoptysie diminue ; crachats nummulaires.

Les râles de bronchite ont beaucoup diminué, par contre, il s'est développé dans une grande étendue des deux poumons, de la congestion, caractérisée par des bouffées de râles fins à la fin de l'inspiration.

Cette lésion est beaucoup plus marquée à gauche.

Il n'y a plus d'exagération des réflexes.

L'hyperesthésie s'est généralisée des deux côtés.

23 décembre. — Depuis le 20, la température descend en escaliers ; ce matin elle est à 37 degrés, et cette chute coïncide avec l'aggravation des symptômes.

La malade est à l'agonie ; elle a vomi deux fois.

On constate encore, des deux côtés, des râles fins, mêlés au râle sonore trachéal.

Autopsie. — On trouve aux deux sommets une coque pleurale fibreuse de 1 centimètre d'épaisseur, couvrant et fixant le poumon.

La plus grande partie du lobe supérieur est atteinte des deux côtés d'une sclérose ardoisée creusée de petites cavités, beaucoup plus larges à gauche qu'à droite, tapissées d'une membrane mince et communiquant à plein canal avec de grosses branches.

Il est impossible de se rendre compte pourquoi les signes cavitaires ne s'entendaient qu'à droite.

On ne trouve pas non plus de varices bronchiques ou de congestion veineuse des bronches, expliquant la première hémoptysie qui était apyrétique.

Par contre, des deux côtés, mais surtout à gauche, on trouve dans les parties moyenne et inférieure des poumons, quelques granulations assez peu nombreuses, récentes, avec de la congestion intercalaire, expliquant les râles et la fièvre.

Il y a des ganglions trachéo-bronchiques, volumineux, rouges, avec quelques tubercules, mais pas de caséification.

Pas de granulations dans les viscères. Quelques points dégénérés du foie.

L'asphyxie lente a déterminé une énorme masse de caillots cruoriques, dans toutes les cavités cardiaques.

OBSERVATION IX

Communiquée par M. Weill.

B... Marie, douze ans et demi, Salle Saint-Ferdinand, n° 13.

Entrée le 30 août 1899, décédée le 24 mars 1900.

Père bien portant. La mère a été chlorotique autrefois ; elle tousse fréquemment.

Personnellement, presque chaque année l'enfant a des bronchites à répétition, dans l'intervalle desquelles la toux persiste. Rougeole à cinq ans. L'affection actuelle a débuté, il y a deux mois et demi, par une diminution progressive des forces, par des douleurs thoraciques vagues en avant et en arrière. Depuis lors aussi, toux fréquente le matin et après les efforts, vomissements presque après tous les repas, légère expectoration matutinale. Pas d'hémoptysie.

A l'entrée, on constate un amaigrissement marqué des masses musculaires, une teinte pâle des téguments. La malade se plaint de douleurs thoraciques, surtout à droite en avant et en arrière.

Examen des poumons. *Poumon droit :* en arrière, matité dans toute la hauteur; râles sous-crépitants dont le calibre augmente progressivement de la base au sommet. A ce niveau, souffle expiratoire avec bronchophonie et exagération des vibrations. En avant, dépression notable sous la clavicule et, à ce niveau, mêmes signes qu'en arrière.

Poumon gauche : Au sommet, en arrière, râles sous-crépitants de moyen calibre, que l'on retrouve en avant sous la clavicule.

Pas de sueurs nocturnes.

Température 37° à 38°,5.

9 septembre. — L'enfant tousse souvent, sans quintes, sans expectoration; elle maigrit. Pas de diarrhée, pas de vomissements.

Pas d'hypéresthésie.

10 septembre. — La toux a beaucoup diminué.

5 mars. — Au mois d'octobre et de novembre, la température s'est maintenue au-dessus de 38 degrés avec de faibles oscillations. L'état général était satisfaisant; toux peu marquée.

A la fin de novembre, le tracé thermique montre des oscillations de 1 à 1 degré et demi. En même temps, l'enfant s'amaigrit, tousse souvent et vomit quelquefois.

Actuellement : figure émaciée, quintes de toux, expectoration muco-purulente. Légère dyspnée de quelques minutes après les quintes.

Parfois coliques et diarrhée qui durent un jour ou deux.

Poumon droit: râles fins, souffle, gargouillements, matité, augmentation des vibrations, dans les deux tiers inférieurs, en arrière. En avant, signes très nets d'excavation sous la clavicule.

Poumon gauche : la respiration y est généralement soufflante.

Hyperesthésie un peu diffuse, cependant plus marquée à droite. Elle existe à l'épaule, au tronc, au cou.

Trépidation plantaire très manifeste.

Réflexe plantaire beaucoup plus marqué à droite.

Réflexes rotuliens normaux.

Réflexe pharyngien plus marqué à gauche.

Réflexe abdominal plus marqué à droite.

Réflexe cornéen égal des deux côtés.

Force musculaire égale à droite et à gauche.

Les trajets nerveux ne sont pas particulièrement douloureux.

13 mars. — A l'exploration électrique, les muscles du côté hyperesthésié réagissent plus que ceux du côté sain.

20 mars. — Persistance de l'hyperesthésie à droite ; elle s'est étendue jusqu'aux extrémités.

Réflexes tendineux diminués des deux côtés.

Trépidation plantaire très nette, à droite et à gauche.

Réflexes cutanés (plantaire, abdominal) beaucoup plus marqués à gauche.

Le réflexe pharyngien est diminué à droite.

Diminution de la sensibilité des muqueuses conjonctivale, linguale et buccale à droite.

L'excitabilité faradique des muscles est toujours augmentée à droite.

Température 39 et 40 degrés. Tous les deux ou trois jours diarrhée avec coliques pendant vingt-quatre heures. Vomissements tous les jours.

Oppression. Agitation nocturne.

Autopsie. — Poumon droit : au sommet, caverne grosse comme une mandarine; partout ailleurs, infiltration de granulations grisâtres confluentes, formant de petites masses caséeuses dont quelques-unes sont excavées.

Poumon gauche : lésions moins avancées ; très peu de cavernes. Au sommet, nombreux tubercules crus. A la base, congestion avec infiltration de granulations. Ganglions trachéo-bronchiques volumineux, ardoisés, avec des points grisâtres dus à une infiltration sans caséification.

Intestin : quelques ulcérations tuberculeuses ; congestion de plus en plus intense à mesure qu'on se rapproche du cæcum. Les ulcérations grandissent à ce niveau, il y en a une presque circulaire. Dans la moitié inférieure de l'appendice, quelques ulcérations qui occupent presque toute la paroi.

Ulcérations nombreuses et profondes dans le gros intestin jusqu'à l'S iliaque.

OBSERVATION X

Communiquée par M. Weill.

Françoise G..,. douze ans. Salle Saint-Ferdinand, n° 31.

Entrée le 5 septembre 1899.

Père bien portant. La mère est d'une faible constitution.

Depuis un an et surtout depuis le printemps dernier, la malade accuse une faiblesse générale, elle est facilement essoufflée. Elle se plaint surtout de douleurs dans les membres inférieurs, rendant la marche difficile. Lorsqu'on veut la faire préciser, on voit que ces douleurs sont assez vagues; elles auraient siégé tantôt dans les articulations du cou de pied, du genou, du coude et du poignet, tantôt dans le talon; elles auraient existé au repos et à l'occasion de la marche, assez intenses parfois pour rendre celle-ci impossible. Actuellement, l'exploration des jointures n'est nullement douloureuse; aucune trace de rougeur ni de gonflement.

Le cœur est un peu accéléré (90 pulsations), et on constate de temps à autre une légère arythmie.

L'examen des poumons est négatif.

La température est normale.

En somme on ne trouve qu'un peu de pâleur de la face et des muqueuses.

21 septembre. — État général excellent.

24 janvier 1900. — La malade, qui était sortie en assez bon état, revient au bout de quatre mois.

D'après les renseignements recueillis, elle se serait mise rapidement à dépérir de nouveau, ne mangeant plus, ayant des coliques fréquentes, sans vomissements. L'amaigrissement aurait fait des progrès rapides.

Elle toussait peu; cependant les crachats auraient été quelquefois striés de sang.

A signaler enfin des douleurs thoraciques fréquentes et parfois des sueurs nocturnes profuses.

L'enfant se plaint surtout de faiblesse générale.

A l'entrée : maigreur vraiment squelettique; pas de phénomènes généraux, ni température.

Comme symptômes nerveux, on observe une hyperesthésie généralisée, mais plus accusée à gauche.

Pas de modification des réflexes; pas de trépidation plantaire.

Appareil respiratoire. — Toux peu marquée ; pas de dyspnée, expectoration à peu près nulle.

Les vibrations sont un peu exagérées aux deux sommets.

La sonorité n'est pas modifiée.

La respiration est soufflante aux deux sommets; de plus, à droite, on entend, dans la fosse sus-épineuse, quelques craquements après la toux et dans les grandes inspirations.

Rien au cœur.

Langue saburrale, inappétence; jamais de vomissements.

La malade se plaint de douleurs abdominales spontanées et provoquées par la palpation. L'abdomen est un peu météorisé, mais on ne sent ni empâtement ni gâteaux péritonéaux.

26 janvier. — Abdomen un peu rénitent et douloureux, à réseau veineux sur la paroi. Pas d'ascite. Le foie descend à l'ombilic.

A l'auscultation, pas de signes de bronchite; mêmes signes aux sommets.

Diarrhée : cinq selles en vingt-quatre heures.

13 février. — La malade présente, les premiers jours de son entrée, quelques oscillations thermiques de 1 à 2 degrés. Le poids diminue. Elle tousse, surtout la nuit. Expectoration mucopurulente.

Elle se plaint d'un point dans la fosse iliaque droite.

Après un lavage de l'intestin, on a constaté à l'entrée un peu de sang dans les selles.

Hyperesthésie très nette, superficielle et profonde du côté droit.

Pas de trépidation plantaire. Réflexe rotulien diminué.

Le champ visuel est normal.

Le réflexe pharyngien est aboli à droite et conservé à gauche.

Il est très difficile de faire la distinction entre les points d'émergence des nerfs et les autres parties des téguments au point de vue de la sensibilité. Les nerfs sus-orbitaires ne sont pas plus douloureux qu'une partie quelconque du rebord orbitaire. Les racines du plexus brachial sont moins douloureuses que les parties latérales de la colonne vertébrale; le paquet vasculo-nerveux du bras l'est moins que le biceps.

Au sommet droit on trouve les mêmes signes, avec des craquements sous la clavicule.

13 mars. — Les muscles du côté hyperesthésié réagissent plus que ceux du côté sain, à l'exploration électrique.

15 mars. — L'hyperesthésie a complètement disparu à droite.

Le réflexe pharyngien est aboli des deux côtés

A droite, les muscles conservent une légère hyperexcitabilité aux courants induits.

La température se maintient autour de 38 degrés.

Légère amélioration depuis deux jours, la toux diminue.

Signes d'excavation au sommet droit.

Analyse des urines, faite pendant que la malade présentait des troubles nerveux : acide phosphorique total 0,5888; acide phosphorique des phosphates alcalin, 0.5350; acide phosphorique des phosphates terreux 0,0538. Ces chiffres représentent l'élimination de vingt-quatre heures.

12 avril. — Mêmes signes à l'auscultation.

État général moins bon; vomissements fréquents.

Les troubles nerveux n'ont pas reparu.

CONCLUSIONS

I. Le syndrome nerveux, décrit par Weill chez l'adulte dans la tuberculose pulmonaire, se rencontre assez fréquemment chez les enfants.

1° Le symptôme le plus constant est l'hémihyperesthésie profonde musculaire, articulaire et osseuse. Elle siège du côté de la lésion pulmonaire, et lorsque celle-ci est double, l'hyperesthésie est en général plus marquée du côté le plus atteint. Elle peut cependant ne se montrer que dans la moitié du corps correspondant à la lésion la plus récente.

La contractilité faradique des muscles hyperesthésiés est augmentée.

2° A ces modifications de la sensibilité profonde s'associent souvent des troubles de la sensibilité cutanée (hyperesthésie ou anesthésie), qui siègent du même côté ou du côté opposé.

3° La sensibilité des muqueuses accessibles à l'exploration est parfois exagérée en même temps que celle des téguments et du même côté, ou bien diminuée dans le côté correspondant à l'hyperesthésie cutanée.

4° L'état des réflexes cutanés et tendineux ne présente rien d'absolu. Ceux-ci sont exagérés, diminués ou abolis du côté des troubles de la sensibilité. Les réflexes des muqueuses sont le plus souvent absents ou diminués dans ce même côté.

5° Du côté des troubles de la sensibilité encore, les douleurs spontanées sont assez fréquentes, la diminution de la force musculaire est beaucoup plus rare.

II. Les troubles de la sensibilité, le plus souvent latents, ne sont mis en évidence que par l'exploration.

III. Ils sont sujets à des variations fréquentes, peuvent exister à tous les degrés de la tuberculose, dans les formes légères comme dans les formes graves. Ils semblent par leur marche indépendants de la cause, qui les a produits.

IV. Ce syndrome n'a pas de valeur pronostique ; il pourrait être utile pour le diagnostic au début de la tuberculose.

V. Cet état particulier du système nerveux, que peut créer la tuberculose, a un cachet hystériforme indéniable bien qu'il se produise en dehors de toute prédisposition nerveuse. Il ne dépend ni de l'action du bacille ni de celle des toxines ; il relève plus vraisemblablement de l'irritation incessante des extrémités pulmonaires du pneumogastrique, qui met les cellules centrales en état d'hyperexcitabilité.

Lyon. — Imp. A. Rey, 4, rue Gentil. — 23338

www.ingramcontent.com/pod-product-compliance
Ingram Content Group UK Ltd.
Pitfield, Milton Keynes, MK11 3LW, UK
UKHW012251240726
13966UKWH00004B/1383